Cuando el silencio te abandona.

Tinnitus.

Por:

Sandra Delgado Castellanos.

Biografía.

Soy Sandra Delgado Castellanos, me considero una mujer fuerte a pesar de tener discapacidad física debido a problemas de mi espalda.

Soy esposa y madre.

Actualmente trabajo como secretaria general de la organización Red IDC internacional desde hace varios años.

Mi intención al escribir este libro es dar a conocer aquellas situaciones que para mí, fueron difíciles día a día con el tinnitus y a buscar soluciones durante el proceso.

 Espero que sea de gran ayuda para cada lector.

Para cada persona qué como yo, sufren con este tipo de problema.

Índice.

Introducción.

¿Es importante el silencio en nuestras vidas? Por supuesto, todos lo necesitamos en algún momento de nuestras vidas para meditar, para reflexionar, para poder dormir bien, para encontrar paz etc.

En este libro no voy a hablarte de este silencio que como personas anhelamos y aún más si vives en ciudades tan ruidosas como Londres, la cuidad donde yo vivía.

En este libro quiero hablarte del silencio que de repente te abandona, y se aleja de ti. Quiero hablarte de cuando escuchamos sonidos y no provienen de una fuente sonora externa, a este tipo de problema se le conoce como Tinnitus que es el término médico para el hecho de escuchar ruidos o zumbidos en los oídos.

Quiero comentarte mi experiencia personal con este tipo de problema, como lo estoy viviendo, como lo afronto día a día y espero que sea de gran ayuda para ti querido/a lector que estas pasando por esto mismo o que tienes un familiar o amigo que padece lo mismo.

CAPÍTULO 1

¿Qué, me está pasando?

Quiero empezar diciendo que yo desconocía bastante sobre este tema, razón por la cual empecé a buscar información y también soluciones y a no quedarme sin hacer nada.

Tenía 40 años cuando caí enferma y llevaba 8 meses enferma cuando empecé a tener problemas con mis oídos.

Mayo del 2019, todo comenzó debido a que tenía demasiado cerumen en mis oídos, y era la primera vez en mi vida que me sucedía esto.

Empecé a sentir un ruido en el oído derecho y era como un sonido como una frecuencia de radio que escuchaba dentro de mí.

Mi médico de cabecera me dijo que pidiese una cita para la limpieza de mis oídos y eso fue lo que hice.

Así que esa mañana me levanté y me fui con mi hijo que me acompañaba en varias ocasiones a mis citas médicas.

Me hicieron la limpieza con la técnica de irrigación que es el lavado del oído con agua tibia, o procedimiento que también se conoce como lavado con jeringa.

Esta técnica consiste en usar una herramienta que lanza un chorro de agua dentro del canal del oído para eliminar el cerumen.

Fue un proceso rápido y me fui a casa muy contenta pero mi hijo estaba sorprendido por la cantidad de cerumen que tenía.

Yo pensaba que todo ya había terminado, pero a los pocos días el sonido había empeorado y ahora lo escuchaba también en mi oído izquierdo y el nivel del volumen había empeorado también, era mucho más fuerte.

Y aquel sonido como frecuencia de radio se había convertido en un sonido insoportable que me atormentaba todo el día y toda la noche.

Esos sonidos que escuchaba eran como dos grillos y yo les decía chicharras también conocidas como cigarras que son insectos que cantan con mayor intensidad cuando más alta es la temperatura.

Cantan sin parar, una y otra vez lo que puede resultar verdaderamente tedioso si las tienes cerca.

Es insoportable cuando escuchas esos grillos por un largo tiempo como me sucedió a mí.

Empecé también a tener mareos, eran dos clases de mareos, uno de ellos era como un atontamiento, como si estuviese drogada, y el otro mareo era vértigo todo me daba vueltas y éstos dos clases de mareos me imposibilitaron para hacer hasta las cosas más básicas de la vida, como salir a caminar, trabajar etc.

Ni siquiera podía ir a la tienda de la esquina de mi casa, así que decidí ir al médico y le comenté lo que me estaba sucediendo.

Y de repente otra cosa más, me dijo que tenía infección en mis oídos, y me prescribió antibióticos y pastillas para el mareo.

¿podéis imaginar cómo eran mis días?

Pues casi todo el día con vértigo, con mareos, con los zumbidos que no paraban de sonar ni de día ni de noche, con sinusitis y mucho dolor de cabeza.

Eran tan desesperante mis días que decidí buscar información por internet, y lo primero que encontré fue que escuchar música es una gran terapia para este tipo de problema.

Así que empecé a escuchar música instrumental todos los días y me gustaba tanto porque podía centrarme más en escuchar la música que en los zumbidos horribles de mis oídos.

Recuerdo que, al llegar la noche, empezaba a sentir desespero y preocupación y es que cuando llega la noche el ruido del día desaparece y los zumbidos se hacen más difíciles de soportar y escuchas más fuerte esos insoportables ruidos que están dentro de ti.

Por lo tanto, también se hace difícil conciliar el sueño, es muy difícil dormir bien hasta que con el paso del tiempo terminas acostumbrándote.

Esta situación genera estrés, ansiedad y tristeza. Pero recuerda que el estrés es un desencadenante que empeora esta situación.

Recuerdo que las primeras semanas dormía con dificultad, me despertaba bastante también debido a los dolores crónicos que padezco en mi espalda por la escoliosis severa, y también por los dolores en las articulaciones.

Me despertaba, pero escuchar los zumbidos me producía tristeza, escuchaba esos incomodos sonidos como grillos y notaba que cuando me despertaba el volumen había reducido un poquito, pero ahí continuaban y yo decía tengo que hacer algo.

Durante el día pocas veces aproveché para salir a caminar debido al vértigo, y cuando lo hice, salía a caminar muy cerca de mi casa, poco tiempo y muy rápido antes de que tuviera otra vez los episodios del vértigo.

Porque sabéis es horrible caminar y ver que las cosas que tienes a tus lados se mueven, en algunos momentos cuando fui al médico, podía ver que los coches que estaban aparcados se movían cuando yo caminaba.

CAPÍTULO 2.

Cosas que empecé a hacer para cambiar esto.

Empecé a llevar una lista de las horas en las que no tenía vértigo, y durante varias semanas solo tenía cuatro o cinco horas sin mareos, es horrible por esa razón prefería no salir de casa.

No sé si has vivido algo parecido o igual a esto que me sucedió, pero para mí, fue una experiencia horrorosa.

Por las mañanas me despertaba y no tenía mareos, pero cuando me levantaba de la cama al poco momento me volvían.

Antes de cumplir un mes con estos problemas físicos, fui otra vez al médico y le comenté todas estas cosas, recuerdo que el doctor me hizo varias preguntas una de esas preguntas que me hizo fue, en qué, momento empezaste a escuchar los sonidos antes o después de la limpieza, y yo le respondí antes de la limpieza, pero después de la limpieza empeoraron.

El doctor me refirió con un especialista otorrinolaringólogo y me dijo que tenía vértigo posicional benigno.

El vértigo postural benigno es una de las causas más frecuentes del vértigo, sensación repentina de que todo da vueltas o de que todo da vueltas dentro de la cabeza.

Ya llevaba nueve meses enferma con otros problemas físicos que me generaron tristeza, estrés y un sistema inmune debilitado, durante todo ese tiempo tomaba medicamentos que me prescribían y algunos de estos eran fuertes.

Cuando llegué a mi casa, rápidamente busqué la cita con el especialista por internet y la más cercana que encontré era en dos meses y medio.

En las condiciones en las que estaba para mí era mucho tiempo, entonces decidí buscar información en internet sobre lo que el médico me dijo, porque no quería esperar tanto tiempo sin encontrar alguna solución o encontrar algo que me ayudara con los mareos.

Y encontré ejercicios para el vértigo y el mareo.

Son tres ejercicios que podía hacerlos en casa tres veces al día.

Entonces empecé a hacer estos ejercicios todos los días, tres veces al día y con el paso de los días yo iba mejorando poco a poco.

Los mareos que tenía durante el día se iban reduciendo, pero los mareos que tenía en la noche seguían siendo fuertes y siempre me daban a la misma hora a las nueve de la noche.

Entonces cambié la rutina de hora de mis ejercicios, los hacía por la mañana, por la tarde y a las nueve de la noche.

Así estuve durante dos meses y medio.

CAPÍTULO 3.

Ejercicios para el vértigo y el mareo.

Ejercicio 1.

Relajación, arrodíllate sobre una alfombra o esterilla de yoga, en un lugar cómodo y tranquilo.

Apoya los glúteos sobre los talones y coloca las manos sobre las piernas.

Lleva despacio la cabeza atrás, vuelve despacio la cabeza a su posición inicial.

Respira dos veces y repite.

Ejercicio 2.

Arrodíllate en el suelo y reposa el tronco sobre tus rodillas, apoyando la frente en el suelo.

Intenta girar la cabeza hacia un lado despacio, si sientes que regresa el mareo, vuelve despacio a la posición inicial.

Relaja el tronco sobre tus rodillas y gira la cabeza muy despacio.

Haz un giro muy suave de la cabeza a un lado y otro hacia el lado contrario.

Los movimientos deben ser suaves, nunca te tumbes o te levantes de golpe.

Incorpórate despacio.

Ejercicio 3.

En la postura anterior, pasa a colocarte de cuatro patas para levantarse despacio.

En esta posición vuelve a ladear la cabeza de lado a lado despacio.

Procura mantener la cabeza alineada con la columna.

Después coloca los pies firmes en el suelo y mantente en cuclillas.

Ve levantándote despacio sintiendo que recuperas tu equilibrio.

Estuve haciendo mis ejercicios durante dos meses y medio y cuando llego el momento de ir al especialista, el vértigo había desaparecido totalmente.

Pero volvía a tener bastante cerumen en mis oídos y me hicieron una limpieza con micro succión el especialista usó un microscopio para ver dentro del oído y un diminuto dispositivo aspira el cerumen.

Esta técnica es muy segura y efectiva para eliminar bloqueos persistentes.

Esta técnica me producía mareos, pero luego el mareo desaparece.

Yo estaba preocupada pensando que otra vez me había vuelto el vértigo, pero la doctora me dijo que después de la limpieza con esta técnica era normal que tuviese mareos por un momento pero que desaparecían.

Así que decidí no volver a tener limpiezas con jeringuilla.

También le comenté que mi médico me recomendaba poner aceite de oliva en mis oídos para ayudar a desbloquear el oído, y me dijo que no hacía falta que lo usara.

Ese mismo día el especialista me dijo que me iba a realizar una prueba de audición, esto fue en agosto de ese mismo año, fue mi primer, prueba de este tipo.

Y el resultado fue que había tenido una pequeña pérdida de audición en mi oído derecho. Mi oído derecho fue el más afectado con el Tinnitus.

Me fui un poco preocupada para mi casa, puesto que nadie quiere perder su audición.

CAPÍTULO 4.

Cambios durante el proceso.

Con el paso de los meses, los zumbidos me fueron cambiando, y ahora escuchaba un sonido como parecido al de un micrófono algo así como piiiiiiiiiiiiiiiiiiiiiiiiiiiiiiiiiiiiii constante y alto sobre todo en mi oído derecho.

Recuerdo que vivíamos cerca de una iglesia y mi hija siempre me decía que se escuchaban las campanas de la iglesia, pero yo no las escuchaba.

Fueron muchísimas las ocasiones que me imaginaba que yo podía desconectar ese sonido, como cuando desconectas un cable, pero luego volvía a la realidad, pero lo que me repetía mentalmente era que yo podía ser fuerte ante esta situación.

Me encantaba estar en el metro de Londres, especialmente la línea que yo usaba para ir a mi trabajo porque es una de las más rápidas y ruidosas de la ciudad.

Y escuchar ese ruido tan fuerte del metro y no escuchar los zumbidos me hacía sentir mejor.

Todos los días anhelaba que llegara el momento en que tenía que ir al metro, era uno de los mejores momentos del día.

En noviembre de ese mismo año, tuve mi segunda prueba de audición, y aunque tenía los sonidos como micrófonos mucho más en mi oído derecho, aun así, el médico me dijo que la prueba había salido bien.

Yo iba notando como poco a poco el volumen del tinnitus iba disminuyendo.

Estuve cinco meses sin vértigo ni mareos, pero una noche sin previo aviso me volvieron.

Pero estos mareos ya no eran tan terribles, eran como un atontamiento, pero eran un poco más llevaderos.

Así vivía todos los días, así me iba a trabajar y como los mareos eran más llevaderos, prefería estar ocupada haciendo otras cosas, distrayendo mi mente, a pesar de los problemas físicos, prefería estar ocupada.

Fui dos veces más al otorrino para limpieza por micro succión, pero seguía sin entender porque producía tanto cerumen.

Y aunque el cerumen es una parte útil y natural de las defensas del cuerpo, limpia, lubrica, y protege el conducto auditivo al atrapar la suciedad y al retrasar el crecimiento de las bacterias.

Pero si segregas una cantidad excesiva de cerumen como en mi caso o si este no se elimina de forma eficaz, se acumula y bloquea el canal auditivo.

Y aunque el especialista me dijo que no necesitaba usar las gotas de aceite de oliva, yo continuaba echándolo en mis oídos pensando que me ayudaría y además lo hacía tres veces al día durante muchos días y eso me estaba empeorando.

Yo iba notando cuando el oído se me iba llenando de bastante cerumen y esto me producía desespero.

Una noche recuerdo que mientras dormía, me empezó a picar el oído y cuando me rasqué, se me produjo un bloqueo que inmediatamente me redujo la audición.

Escuchaba, pero escuchaba lejos.

Y estar así con un oído taponado produce un fastidio tremendo, imagínate estar así con los dos oídos.

Pues a mí me pasó, y con los dos oídos totalmente taponados llenos de cerumen, escuchaba mucho más el tinnitus, pero el sonido del teléfono y la voz de las personas las escuchaba muy lejos.

También recuerdo que esa mañana vino a casa un hombre para reparar la calefacción y me hacía preguntas y yo no podía entenderle bien debido a la falta de audición.

En la noche mi esposo me decía te he dicho buenas noches que descanses, y yo no le escuchaba, pero lo que si escuchaba era los sonidos de los oídos más altos.

Esta experiencia también fue para mí una experiencia horrorosa.

Quiero comentarles también lo que me sucedió mientras dormía.

Estaba durmiendo, estaba soñando que estaba escuchando el sonido de los oídos, pero en cuestión de segundos empecé a escucharlos cada vez con más volumen y este se iba incrementando poco a poco, los estaba escuchando con más volumen y entonces en el sueño yo decía no por favor no, otra vez no, estos sonidos con el volumen alto otra vez no. No quiero esto otra vez.

Me ha sucedido 3 veces, he tenido el mismo sueño o mejor dicho para mí una pesadilla.

¿Te ha sucedido a ti también? Espero que tu respuesta sea no.

No te vayas a dormir pensando que esto mismo te va a suceder, yo no lo hice, pero me sucedió.

En la quinta limpieza que tuve, fue con médico privado.

También con micro succión.

Ella fue una doctora amable y se preocupaba por, saber todo lo que me estaba sucediendo en mis oídos.

Y nunca voy a olvidar cuando me dijo de forma muy amable "stop it!" en inglés significa, ¡para! no te pongas más aceite en tus oídos. También me dijo que el oído no necesita absolutamente nada.

Tuve una sexta limpieza con ella misma, la doctora amable.

También con micro succión y el cerumen ya era más poquito. Mi oído derecho se sanó primero, aunque mi oído izquierdo seguía teniendo un poquito de cerumen.Yo me sentía contenta de ver como el cerumen de mis oídos iba mejorando, aunque continuaba con tinnitus, pero poco a poco volvía a sentir alegría.

CAPÍTULO 5.

Actividades que me ayudaron a centrarme en la vida y no en el problema.

Escribí un listado de actividades que fueron de gran ayuda para mí, espero que para ti, también lo sea.

En Londres:

- Escuchaba música instrumental.
- Escuchaba mi música favorita.
- Escuchaba sonidos del mar en mi teléfono.
- Realizaba los tres ejercicios para el vértigo tres veces al día.
- Realizaba ejercicios de yoga.
- Realizaba ejercicios de respiración para reducir el estrés.
- Mantenía la mente ocupada haciendo varias cosas.
- Salía a caminar por los parques.
- Caminaba por la playa descalza con mi esposo.

Caminando por los parques en Londres.

Siempre me han gustado los parques verdes que tiene la ciudad de Londres.

Durante dos meses salí a caminar con mi esposo, aprovechando esos pocos días de calor que hay en la cuidad de Londres. Pero solíamos ir al parque por las tardes.

Los parques siempre me han proporcionado paz y tranquilidad y eso es relajante.

Pero en una ocasión, mi esposo me animó a salir a caminar por las mañanas y se lo agradezco, a pesar de que, para mí, las horas de la mañana son las más difíciles, siempre le ponía muchos peros.

Pero un día me decidí y me fui con él a caminar por la mañana.

Caminar es bueno para la salud siempre lo dicen los médicos y en mi caso debo hacerlo mucho más debido a los problemas físicos que tengo.

Tener escoliosis severa degenerativa, y síndrome de hiperlaxitud articular, hacen que todos los días tengas dolor crónico, y caminar y realizar todos los ejercicios que me mandaron los especialistas, hacen que el dolor crónico se reduzca un poquito.

Quiero resaltar la paz y la tranquilidad que sentía cuando salía a caminar por los parques en la mañana, era maravilloso escuchar el sonido del viento en las hojas de los árboles, y sentir el viento suave que venía hacía mí.

Escuchar esos sonidos de la naturaleza y olvidarme del tinnitus, era una sensación que te recomiendo muchísimo.

Y además te animo a hacer las cosas que te gustan, las que te dan paz y tranquilidad,

Además, a caminar porque esto nos proporciona salud a nuestro cuerpo y a nuestra mente.

Han sido muchas noches que, antes de quedarme dormida, he recordado como era antes cuando me iba a dormir y el silencio era total, y entonces empiezo a imaginarme que estoy como antes, antes del Tinnitus.

Es interesante recordar ese silencio total que varias personas pueden escuchar.

Me he sentido varias veces triste por esto, el silencio me abandonó y no lo puedo escuchar ni de día ni mucho menos de noche.

Se que no es fácil tener esta condición.

Me sucede que cuando estoy dormida y estoy soñando, en esos momentos no escucho el tinnitus, y esto me agrada.

Sufro de tinnitus desde hace dos años, y los periodos de mucho trabajo, estrés, poco sueño, y problemas emocionales agravan la intensidad de los sonidos que escucho.

Escucho como unas válvulas de aire con pitidos, y dependiendo de mi estado emocional se vuelven más intensos.

Para mí el mayor desencadenante es el estrés.

Si estoy haciendo demasiadas cosas, si estoy estresada emocionalmente por algo como por ejemplo una mala noticia relacionada con mis hijos, con mi familia, la pérdida de un familiar, la tristeza, mi tinnitus se agrava mucho, el volumen aumenta.

CAPÍTULO 6

¿Qué causa el tinnitus?

De acuerdo con la clínica MAYO de España y el NHS de Inglaterra, son varias las causas que pueden provocar o empeorar el tinnitus. A veces se da por daños en las células del oído interno.

Los llamados cilios son una especie de pelos diminutos y muy delicados que se mueven dentro del oído en función de la presión que ejercen las ondas sonoras.

Por lo general las causas del tinnitus son las siguientes:

- Exposición a sonidos fuertes
- Pérdida auditiva
- Daños en la cabeza
- Infección auditiva
- Efecto secundario de una medicación
- Estrés

En ocasiones, la causa del tinnitus tiene que ver con trastornos crónicos de salud y lesiones o enfermedades que afectan los nervios del oído interno o el centro auditivo del cerebro.

Quiero comentarles a continuación que llevaba un año y un mes enferma cuando fui hospitalizada.

De todo lo que me sucedió y que comento en este libro, lo más grave para mí, fue la hospitalización.

Estuve seis días hospitalizada en un hospital cercano de donde vivía en Londres.

Ingresé en la ambulancia debido a una reacción alérgica por un medicamento y por una candidiasis oral grave.

Mi cara y mis labios se hincharon, no podía hablar, mi lengua estaba totalmente afectada por ese hongo llamado cándida.

No podía comer, estuve conectada a máquinas que me suministraban medicinas y vitaminas.

Recuerdo que esas máquinas sonaban, fuerte y eso hacía que durante ese tiempo en el hospital no escuchaba el tinnitus.

Le doy gracias a Dios por mi esposo y mi hija qué estuvieron conmigo durante esos días graves.

No entendía porque en un instante mi vida había cambiado tanto y me había enfermado tanto, pero lo qué si sabía era que antes de estar enferma, estaba trabajando tanto y estaba muy estresada, con un cansancio extremo y descuidaba mi alimentación.

Y todos los problemas de salud me empezaron a llegar uno detrás de otro.

Empecé con problemas hormonales, con sangrados abundantes, problemas en el útero, a tener infecciones en mi cuerpo, problemas en el hígado debido a tanta medicación, problemas en mi estómago, mareos y problemas de salud en mis oídos.

Un día antes de ser hospitalizada tuve que ir al centro de Londres, me fui en el metro pero, ya mi cuerpo me avisaba que no estaba bien.

De regreso a mi casa en el metro la trayectoria se me hizo tan larga y lo único que quería era estar en mi casa.

Mis labios estaban destrozados por la infección del hongo cándida y por la reacción alérgica que hizo que se me hincharán mis labios, y todas las personas me miraban y no me imaginaba que al día siguiente iba a ser hospitalizada.

Recuerdo que cerraba mis ojos y lo único que quería era llegar a mi casa, de repente sentí una mano que tocó mi mano y entonces abrí mis ojos y vi a un hombre mayor que me miró y me preguntó: ¿estás bien?

Entonces en ese momento me di cuenta qué no estaba bien.

Y es que el solo hecho de tomar agua me producía dolor en mi boca, en mis labios y mi garganta.

Al día siguiente la ambulancia me llevó al hospital.

Mi hija y mi esposo estuvieron conmigo, desde que ingresé hasta que me dieron el alta.

Mi esposo me visitaba todas las tardes, ellos fueron mi mayor soporte durante este proceso tan difícil de salud que yo viví.

Cuando me dieron el alta, estuve un mes en mi casa en recuperación y después empecé a trabajar, pero con un ritmo más suave y cuidando mi alimentación. Pero empezar de nuevo, después de esta experiencia no fue fácil para mí. Varias veces tuve pesadillas donde otra vez me veía mi boca destrozada por la cándida y constantemente sentía mucho miedo. Cinco meses después de mi hospitalización, comenzó la pandemia del Covid 19. Después de mi hospitalización estuve un año más en Inglaterra, recuperándome y trabajando hasta que mi esposo y yo decidimos regresar a España.

CAPÍTULO 7

Mejorando en el proceso.

Ese tiempo fue maravilloso, y es que estar en el sitio donde realmente quieres estar te hace sentir bien, te hace sentir feliz y esto te da bienestar a tu vida y a tu cuerpo.

Fueron muchísimas las ocasiones que me despertaba escuchando los sonidos de los pájaros, de los loros, de las golondrinas mis favoritas y esto me encantaba.

También íbamos a la playa, para mí estos son los mejores momentos de mi vida, me gusta escuchar el sonido de las olas del mar, me gusta ver la puesta del sol desde la playa, me encanta recoger caracolas y conchas, por mí me las llevaría todas a mi casa, pero por supuesto me gusta hacer todas estas cosas en compañía de mi esposo porque así las disfruto más.

 Haber regresado a España para mí fue como un regalo del cielo, después de haber pasado por tantas dificultades a nivel de salud y luego por las dificultades que trajo la pandemia, sentí, un respiro un alivio en medio de esto.

La pandemia lo cambio todo, absolutamente todo, y estando en Londres recibimos la noticia del fallecimiento de mi suegra por covid 19.

Esto ha sido una prueba muy dura para mi esposo, para mí, y para toda la familia.

Y como ya les he mencionado anteriormente, todo el estrés emocional afecta muchísimo al tinnitus, en mi caso el volumen sube y me fastidia.

Cuando volví al metro de Londres, a la Victoria Line, la línea del metro ruidosa recordaba que me gustaba muchísimo estar ahí, debido al fuerte ruido que hacía que me olvidara de los sonidos de mis oídos.

Llevaba un año sin estar en esa línea del metro, pero esta vez la encontré bastante más ruidosa.

También quiero comentarles que son muchísimas las ocasiones que en cualquier momento del día o antes de irme a dormir empiezo a escuchar un sonido más elevado en alguno de mis oídos y es como un piiiiiiiiiii que dura unos segundos y después desaparece y continúan los sonidos de siempre a los que ya estoy acostumbrada a escuchar dentro de mí.

Pero esos segundos con ese ruido son bastantes molestos tanto que puedes perder la concentración de lo que estás haciendo y te concentras más en ellos en cuestión de instantes.

Es muy importante seguir escuchando música

Porque aporta muchísimos beneficios para la salud.

Mejora el estado de ánimo: los estudios demuestran que escuchar música puede beneficiar el bienestar en general, ayudar a regular las emociones, y crear felicidad y relajación en la vida diaria.

Reduce el estrés: escuchar música "relajante" (considerada generalmente con un tempo lento, bajo tono, y sin letra) ha demostrado reducir el estrés y la ansiedad en personas saludables y en personas que se someten a algún procedimiento médico (por ejemplo: cirugía, procedimiento dental.

Estuve con el odontólogo para la extracción de la muela del juicio, yo iba muy nerviosa, aunque años anteriores ya me habían extraído otras dos muelas del juicio o cordales.

Pero aun así estaba nerviosa, y cuando me llamaron me gustó mucho que mientras me preparaban para todo el procedimiento empezando por la anestesia, yo iba escuchando la música que ellos tenían puesta.

Era una música suave, relajante y a mí me relajó, yo me centraba más en la música y todo el procedimiento fue muy bueno.

Disminuye la ansiedad: estudios han demostrado que escuchar música disminuye la ansiedad.

Mejora el ejercicio: Algunos estudios sugieren que la música puede mejorar el ejercicio aeróbico, aumentar la estimulación mental y física, y mejorar el rendimiento en general.

Mejora la memoria: Investigaciones han demostrado que los elementos repetitivos de ritmo y melodía ayudan al cerebro a formar patrones que mejoran la memoria.

Calma el dolor: En estudios en pacientes en recuperación tras una cirugía, los que escucharon música antes, durante o después de la cirugía tuvieron menos dolor y una mayor satisfacción en general comparado con los que no escucharon música como parte de su manejo.

Aporta comodidad: la terapia con música también ha sido usada para facilitar la comunicación, mejorar las interacciones, y expresar sentimientos como miedo, soledad, o enojo.

Mejora la cognición: escuchar música puede ayudar a recordar cosas que se creían perdidas e incluso ayuda a mantener algunas habilidades mentales.

Me he dado cuenta también que después de un largo viaje en avión, el tinnitus me empeora.

Viajar en avión no me da miedo, disfruto del vuelo y sobre todo de la compañía de mi esposo, pues normalmente viajamos juntos.

Lo que no me gusta son las turbulencias, pero, aunque normalmente voy muy tranquila, el volumen de los sonidos de los oídos aumenta.

Hay momentos en los que hubiera deseado que esta afección solo me hubiera dado en un oído y no en ambos, porque es muy difícil cuando se intensifican y sientes como si te fueras a enloquecer y en esas circunstancias tienes que ser fuerte, muy fuerte.

Y también hay momentos en los que cuando el volumen del tinnitus sube, hago más ruido con las cosas por ejemplo cerrando los muebles de la cocina o las puertas y como que no soy consciente de ello, pero mi esposo me lo dice.

En una ocasión encontré algún video con simulador de los sonidos del tinnitus, y lo escuché, e identifiqué algunos sonidos que había tenido, porque como he comentado anteriormente he tenido distintos sonidos a lo largo de todo este tiempo con esto, ya son casi tres años con este problema.

Actualmente escucho en mis dos oídos como soplos, como si estuviesen echando aire a algo constantemente.

Pero como son los sonidos de los acúfenos:

Frecuentemente los tinnitus son llamados zumbidos en los oídos, pero también pueden sonar como soplo, rugido zumbido, sibilancia, murmullo, silbido o chirrido. Los sonidos que escuchamos pueden ser fuertes o suaves.

He estado en varios países junto con mi esposo, y hemos vivido en cuatro países.

Quizás antes de padecer de tinnitus no estaba muy pendiente de los sonidos a mi alrededor, pero ahora es diferente, siempre estoy pendiente de cada sonido o ruido que escucho a mi alrededor.

Por ejemplo, en Querétaro México, se escuchan las campanas de las iglesias constantemente en el centro de la cuidad.

En Málaga España, lo que más recuerdo es el sonido de los loros en las calles de esta hermosa ciudad, y el sonido de las olas del mar.

En Guatapé Colombia, desde muy temprano empezaba a escuchar el sonido de las moto chivas que van transportando a las personas por todo el pueblo.

Y en Londres Inglaterra, el sonido que más recuerdo es el del metro como lo he comentado anteriormente, ese sonido estruendoso del metro de la línea que yo usaba.

Claro está que hay muchísimos más ruidos en cada ciudad, pero estos sonidos con los que he descrito a cada ciudad son los que se me vienen primeramente a mi mente cuando pienso en cada ciudad donde he vivido.

Hace poco estuve en una zona muy ruidosa de una cuidad, que cuando me despertaba no escuchaba los sonidos de mis oídos y lo mismo me sucedía cuando me iba a dormir.

También recuerdo que en otra ocasión estaba tratando de quedarme dormida y empecé a sentir un ruido extraño que nunca había escuchado, en mi oído izquierdo y era como una especie de tambor dentro y menos mal que me duró poco tiempo porque fue muy incómodo.

También es difícil concentrarse en la lectura en un ambiente sin ruido, porque a medida que vas leyendo, el tinnitus te dice aquí estoy y entonces tienes que hacer un esfuerzo más grande para poder concentrarte en la lectura.

En una ocasión tenía que memorizarme una coreografía y constantemente repasaba los movimientos en mi cabeza. Y me metía tan de lleno en esto que cuando lo hacía, olvidaba los sonidos de mis oídos, no los escuchaba, aunque ahí estaban.

Investigue varios casos de personas con tinnitus, cada persona tiene algo que contar, debe contar su experiencia y todas deben ser escuchadas.

Fue tremendo para mi escuchar el caso de una mujer que con tan solo tres añitos sufrió una pérdida de audición a raíz de una infección de oído y sobre los trece años le empezó el pitido fuerte.

Por las noches sufría de ansiedad, debido al pitido que no podía controlar, para ella fue un complejo en su escuela, puesto que cuando la llamaban ella no escuchaba y los compañeros le decían estás sorda o que.

Ella vivió muchas noches con ansiedades con lloros pasándola muy mal y para ella era difícil imaginarse que tenía que vivir así toda la vida y se hacía preguntas de porque yo, porque me sucedió esto a mí.

Fue muy insegura, los acufenos le ralentizaron sus estudios su vida profesional pero ahora se describe como una mujer fuerte y segura.

Si el tinnitus no desaparece en seis meses, entonces estaríamos hablando de tinnitus crónica como me sucede a mi puesto que ya tengo tres años con tinnitus.

CAPÍTULO 8

Como logro controlar estas cosas diariamente.

- Terapia de sonido:

La terapia de sonido significa que se introducen ruidos externos para ayudar a enmascarar los molestos sonidos del tinnitus.

Esto podría ser ruido blanco, ruidos especializados de enmascaramiento de oído, música de bajo nivel o incluso su propio sonido personalizado.

Muchos audífonos ofrecen formas de terapia de sonido. Debido a que el tinnitus y la pérdida de audición a menudo están relacionados, el uso de un audífono moderno a menudo es un tratamiento efectivo para el tinnitus.

- Mantener la calma en cada situación complicada.

Aunque en algunas circunstancias es difícil mantener la calma, es importante hacerlo para controlar el estrés.

- Controlar el estrés y la ansiedad:
El tinnitus y el estrés pueden formar un círculo vicioso: el tinnitus puede causar estrés, lo que empeora el tinnitus.
Abordar el estrés con medidas contra la ansiedad, como escuchar sonidos relajantes, y hacer ejercicio puede ser una forma efectiva de tratamiento del tinnitus.

- Controlar los pensamientos negativos:
Esto es debido a que todo lo que sucede con nuestro estado emocional, afecta también al tinnitus

- Practicas diarias fuera del tinnitus:
Poner la atención en otras cosas, por ejemplo: en las manualidades, dibujando, tocando algún instrumento, haciendo cosas que nos gustan.

Todo lo que he plasmado en este libro me ha ayudado a superar los mayores obstáculos y a aprender a librar esta batalla día a día.

Haciendo mi vida infinitamente más llevadera y casi normal.

Aunque a veces tenga algunos episodios difíciles, pero no logran hacer de mi día un día malo como antes. Ya no es la situación dominante y con las buenas prácticas de todo lo que he aprendido consigo tener el control.

Espero que esto le sirva de ayuda a muchas personas que estén pasando por algo como esto.

Como veis en la portada de este libro hay una mujer que camina en unas condiciones gélidas.

Ella lucha contra el frio mas intenso y aunque a ella no le gusta el frio, lo compara con el tinnitus no le gusta pero siempre está, pero por eso se toman medidas como abrigarse y cuidarse, para no empeorar.

Lo mismo sucede con el tinnitus no te gusta pero tienes que trabajar para tratar de llevar una vida normal puesto que nunca desaparecerá.

Agradecimientos:

A mi esposo, que ha sido la persona que más me ha ayudado durante y después de todo este proceso difícil, me hablaba con palabras de ánimo, me decía que yo podía salir adelante y ser fuerte.

Por cuidarme, por estar a mi lado por llenarme de esperanza, de la fe que mueve montañas, de aliento y por sobre todo por ser ese hombre maravilloso que siempre ha sido y un gran soporte para mi vida.

A mis tres hijos, Katalina, Santiago y Daniel gracias, porque sin vosotros hubiese sido mucho más difícil todo este proceso.

Especialmente a mi hija Katalina por estar siempre dispuesta aun a pesar de sus múltiples ocupaciones.

lidiando con el Tinnitus pero como lo dice en este libro haciendo lo que a ella le ayuda a hacer una vida normal. Espera que así como ella descubrió lo que le sucedía, este libro pueda ayudar a otros a entender lo que les está pasando.